# Um Guia para os Remédios Florais do Dr. Bach

JULIAN BARNARD

# Um Guia para os Remédios Florais do Dr. Bach

*Tradução*
SÔNIA DANTAS CAFÉ

Editora
Pensamento
SÃO PAULO

Título original: *A Guide to the Bach Flower Remedies.*

Copyright © 1979 Julian Barnard.

Todos os direitos reservados. Nenhuma parte deste livro pode ser reproduzida ou usada de qualquer forma ou por qualquer meio, eletrônico ou mecânico, inclusive fotocópias, gravações ou sistema de armazenamento em banco de dados, sem permissão por escrito, exceto nos casos de trechos curtos citados em resenhas críticas ou artigos de revistas.

A Editora Pensamento-Cultrix Ltda. não se responsabiliza por eventuais mudanças ocorridas nos endereços convencionais ou eletrônicos citados neste livro.

O primeiro número à esquerda indica a edição, ou reedição, desta obra. A primeira dezena à direita indica o ano em que esta edição, ou reedição foi publicada.

| Edição | Ano |
|---|---|
| 9-10-11-12-13-14-15-16 | 08-09-10-11-12-13-14 |

Direitos de tradução para a língua portuguesa
adquiridos com exclusividade pela
EDITORA PENSAMENTO-CULTRIX LTDA.
Rua Dr. Mário Vicente, 368 – 04270-000 – São Paulo, SP
Fone: 6166-9000 – Fax: 6166-9008
E-mail: pensamento@cultrix.com.br
http://www.pensamento-cultrix.com.br
que se reserva a propriedade literária desta tradução.

COMETA GRÁFICA E EDITORA LTDA
TEL / FAX : 6162-8999 - 6162-9099

*Em nome do Deus Único, que o dom de curar possa ser concedido a todos que procuram ajudar os que necessitam.*

# SUMÁRIO

Introdução .................................... 9
Os Remédios Florais............................ 13
O Poder Curativo da Natureza .................... 19
Como Agem os Remédios......................... 23
Quando Tomar um Remédio ...................... 31
Diagnóstico e Prescrição.......................... 37
    Os Doze Remédios e Outros Remédios............ 38
    Como Reconhecer o Remédio ................. 53
    Como Combinar os Remédios ................. 60
    Diagnóstico Usando as Técnicas da Radiestesia ..... 62
Como Diagnosticar.............................. 65
Como Preparar o Medicamento ................... 71
Bibliografia .................................... 73

# INTRODUÇÃO

O que são os Remédios de Bach? São um método simples e natural de curar através do uso de certas flores silvestres. Os remédios, que tratam das desordens da personalidade do paciente e não da condição física individual, foram descobertos pelo dr. Bach por volta dos anos 30. Depois de praticar durante muitos anos uma medicina convencional e, também, numa linha homeopática, o dr. Bach foi levado a perceber que o que caracterizava as desordens físicas das pessoas não era tanto as muitas categorias de doenças mas as condições psicológicas que as geravam. Alguns anos depois ele estava apto a reconhecer essas condições psicológicas e descobriu um remédio para cada caso. Os remédios foram descobertos nas flores silvestres e nas árvores do campo — no poder de cura de que Deus dotou a natureza.

O homem sempre fez uso de ervas medicinais. Até bem recentemente, todos os preparados farmacêuticos se baseavam no uso de substâncias naturais. Contudo, os Remédios de Bach não usam o material físico da planta, mas a energia essencial que se encontra dentro da flor. Essa energia curativa é extraída de modo particular e acondicionada num líquido conservante. A substância sutil assim extraída é usada para tratar a causa da doença num nível sutil. Com isso queremos dizer que, enquanto a maioria dos remédios trata o mal físico com uma substância física, os Remédios de Bach tratam a causa psicológica ou invisível com uma energia também invisível.

No campo do que é chamado popularmente de 'medicina alternativa', existem formas de cura que estão mais ou menos em sintonia com as descobertas do dr. Bach. E é importante frisar que nenhuma forma de cura tem o privilégio de ser a melhor e a mais eficiente; tudo se torna adequado por vias diferentes. Entretanto, é evidente que as descobertas do dr. Bach representam uma abordagem revolucionária no campo da medicina e que pode ser sintetizada na seguinte frase, que ele costumava dizer: "Tratem o paciente e não a doença." Não importa qual seja a doença manifestada no corpo físico — pode ser asma ou pé-de-atleta — a causa primeira dessa condição poderá ser erradicada se pudermos precisar e contrabalançar o desequilíbrio que existe na psique do paciente.

Um exemplo irá demonstrar como funciona esse relacionamento na prática. Suponhamos que duas pessoas, sem nenhuma relação entre si, tenham passado pela experiência de um choque profundo. Uma delas poderá ter se envolvido num acidente automobilístico, porém sem se ferir fisicamente, estando bastante abalada. Nas semanas que se seguem ao acidente, poderá sofrer de constantes dores de cabeça e náusea. No segundo caso, suponhamos que a pessoa seja um banqueiro que tenha sofrido uma mudança repentina e severa na sua fortuna. Ao saber das notícias, ele tem um derrame que resulta numa paralisia parcial de seu braço direito. Os tratamentos que poderiam ser aplicados para essas duas condições físicas seriam normalmente diferentes; porém, se tratarmos o estado psicológico de cada paciente, tornar-se-ia evidente que ambos estariam sofrendo os efeitos de um choque, embora sejam diferentes as manifestações no corpo. Seguindo a orientação do dr. Bach, começaríamos por prescrever *Star of Bethlehem*, remédio para todos os tipos de tristezas repentinas, desgostos e em caso de acidente. Quando o choque é neutralizado, o efeito físico se dissolverá e desaparecerá.

Da mesma maneira, uma pessoa que sofre de ciúmes ou medo, de autopiedade ou ressentimento, poderá manifestar fisicamente esse estado psicológico de várias formas. O ciúme poderá ser a causa básica de câncer ou pleurisia e a autocompaixão poderá causar enxaquecas ou dores nas costas. A doença física não é importante; o estado psicológico é que precisa ser tratado.

Alguém poderá argumentar que esta é uma maneira simplista de encarar a doença. Entretanto, citaremos o dr. Bach quando disse: "É a simplicidade combinada com os efeitos todo-curadores das essências que torna tudo tão maravilhoso." Num capítulo posterior, poderemos analisar a questão de como os remédios funcionam; por ora, há uma outra pergunta a responder: "Os remédios funcionam?" E a resposta é bastante clara: "Funcionam." Inevitavelmente, existem certas doenças que se situam além do campo de ação deste tipo de medicina e algumas condições que se adaptam melhor a outros tipos de tratamento; mas, como veremos mais adiante, os Remédios de Bach podem ser aplicados eficazmente em quase todas as circunstâncias.

## OS REMÉDIOS FLORAIS

Embora existam milhares de manifestações de doenças físicas, as causas psicológicas são relativamente poucas. Os Remédios de Bach reconhecem 38 condições, cada uma especificamente sintonizada com um dos estados que geram a doença dentro da psique (uma descrição desses 38 remédios se encontra à página 38). Estão agrupados sob os seguintes títulos:

Para os que sentem medo

Para os que sofrem de indecisão

Para a falta de interesse pelas circunstâncias atuais

Para a solidão

Para os que têm sensibilidade excessiva a influências e opiniões

Para o desalento ou desespero

Para a excessiva preocupação com o bem-estar dos outros.

Cada categoria abarca uma gama de diferentes estados emocionais e mentais. Os estados de ânimo que estão relacionados com o medo, por exemplo, vão desde o terror mais intenso (*Rock Rose*) até medos específicos, tais como medo de altura ou medo de animais (*Mimulus*), e ansiedade pela antecipação de infortúnios que possam recair sobre os outros (*Red Chestnut*). Os remédios para o desalento ou desespero vão desde um sentimento de inadequação (*Larch*) até um remédio que ajuda nos momentos de angústia que, às vezes, chamamos de 'a noite escura da alma' (*Sweet Chestnut*).

O dr. Bach encontrou os remédios buscando nos campos as plantas que ele instintivamente sabia serem adequadas para ajudar em certos estados psicológicos específicos, e chegou à classificação desses estados através de uma cuidadosa observação da natureza humana e, mais, especialmente, pela observação de como as pessoas reagiam de modo diferente, quando sofriam de uma doença ou quando vítimas do estresse. Há dois tipos de remédio:

a) os que se relacionam com um tipo característico de personalidade e

b) os remédios de ajuda, que lidam com estados de ânimo transitórios da psique.

Este último descreve condições que não são necessariamente essenciais para o caráter da pessoa mas que passam a ter forte ascendência sobre ela. Portanto, o remédio *Gorse*, que é para o desalento e desespero, não pode ser atribuído a um tipo característico, embora possa ser a condição que domina totalmente a psique dessa pessoa durante um certo período de tempo. Do mesmo modo, *Wild Rose*, remédio para apatia e indecisão, é um estado que podemos assimilar e nos sujeitarmos a ele, embora não seja característica da nossa natureza essencial. Se isso parece confuso, considere a maneira como crescemos na vida: uma criança pode estar constantemente sujeita à impaciência ou ser caracteristicamente um tipo sonhador, mas não terá uma disposição inata para o desespero. Nascemos cheios de esperança e só mais tarde, quando a infelicidade e as circunstâncias adversas nos oprimem, é que nos tornamos presas do desespero. Do mesmo modo, somente quando a criança impaciente se vê constantemente frustrada é que a raiva ou o ressentimento se desenvolvem.

Os 38 remédios foram descobertos pelo dr. Bach através de uma combinação de intuição e sofrimento. Ele era um homem extraordinariamente sensível, e uma vez tendo reconhecido o mal que buscava curar, era capaz de perceber intuitivamente qual seria o remédio adequado. Muitos dos estados para os quais mais tarde ele encontrou um antídoto ele experimentou em si mesmo com intenso sofrimento não só mental como também físico. Esse sofrimento pessoal encurtou-lhe a vida — o dr. Bach faleceu aos 50 anos em 1936 — porém, ao mesmo tempo, abriu um caminho seguro para encontrar o remédio necessário.[1]

Os remédios receberam o nome das flores e, de fato, não é a planta inteira que representa a qualidade curativa, mas a energia que está dentro da flor. Essa energia é extraída de modo muito simples, mas com extremo cuidado. Toma-se uma terrina rasa, de vidro, enche-se com água pura, não tratada. Colhem-se as flores em número suficiente de modo a cobrir toda a superfície da água, onde permanecem flutuando. Isto deve ser feito num dia claro e ensolarado, quando não há nuvens no céu e as flores estejam em pleno e perfeito florescimento. A terrina é então deixada à luz do sol durante um período de três a quatro horas ou menos, caso as flores comecem a dar sinais de que estão murchando. Mediante um processo de alquimia natural, a energia de cura que existe dentro das flores é transferida para a água. As flores são removidas e o líquido é despejado em frascos que contenham 50% da essência floral e 50% de *brandy* ou conhaque, que funciona como conservante.

Alguns dos remédios, como *Chestnut Bud* e *Willow*, não podem ser preparados da maneira descrita acima; para extrair-lhes a essência, usa-se o 'método de fervura'. No caso desses dois remédios, as partes selecionadas da planta são fervidas durante 30 minutos em água pura, coadas e o líquido conservado em conhaque, usando-se o mesmo processo do método anterior. A substância extraída da planta é chamada de "essência". Duas gotas dessa essência são suficientes para potencializar um frasco de cada remédio específico. Esse frasco contém aproximadamente 30 ml de *brandy* e, evidentemente, as duas gotas da essência. Desse 'frasco-matriz' são retiradas as duas gotas que irão preparar o frasco de dosagem usado pelo paciente. O frasco de dosagem é feito retirando-se duas gotas do 'frasco-matriz' e colocando-as em 30 ml de água pura e uma colher de chá de *brandy* que, mais uma vez, age como conservante. Na maioria dos casos, um remédio prescrito consiste em um até cinco remédios combinados, usando-se duas gotas de cada remédio (frasco-matriz). O paciente toma quatro gotas desse preparado, 4 vezes ao dia, pelo tempo que for necessário — geralmente, pelo período de algumas semanas e, em alguns casos, durante dois meses, aproximadamente.

Já existem 'frascos-matrizes' dos diferentes remédios preparados, podendo ser adquiridos escrevendo-se para o endereço à pág. 74.

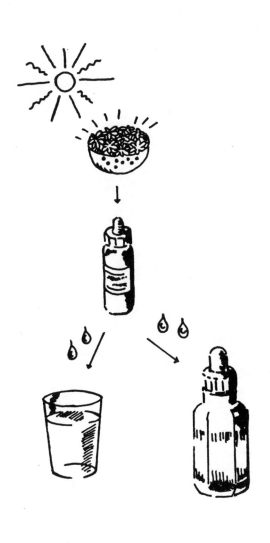

# O PODER CURATIVO DA NATUREZA

Um dos aspectos mais fascinantes desta forma de cura é que ela é inteiramente benigna, não envolve mal-estar físico e está associada apenas aos mais puros e belos elementos da natureza. Com algumas poucas exceções (*Vine, Olive* e *Cerato*), todas as plantas usadas crescem de maneira livre e silvestre sem o inconveniente da interferência humana. No início, quando o dr. Bach andou pesquisando os remédios, ele descartou qualquer planta que fosse venenosa, que fosse cultivada artificialmente ou estivesse intimamente associada ao ser humano. Ele buscou apenas as plantas que cresciam nas condições mais naturais, onde seu poder de cura havia amadurecido sem ser perturbado ou contaminado. E de pronto podemos reconhecer a importância desse sentimento de força e pureza. Isso se torna evidente logo que olhamos para os remédios: eles têm uma aura de grande leveza e claridade. Até mesmo os frascos-matrizes têm uma aparência saudável, simplicidade e beleza que caracterizam o trabalho do dr. Bach.

A medicina convencional, que hoje se apóia tão maciçamente no uso de drogas químicas, aponta para um forte contraste. A idéia de preparar uma substância química extraída das propriedades curativas das substâncias naturais é totalmente contrária ao trabalho do dr. Bach. Existe uma extraordinária perversidade na criatura humana quando ela busca deliberadamente métodos tão complexos de trabalho e ignora as virtudes do que é simples, natural e dado por Deus. Não há coincidência no fato de as ervas medicinais tradicionalmente serem chamadas de "símplices".

Mas não vamos criar polêmica em relação aos artifícios da vida moderna. Contudo, no contexto dos Remédios de Bach, é bom considerar o relacionamento entre a doença e o poder curador da natureza. O ser humano é "um filho do Universo, e não menos importante que as árvores e as estrelas" e, no entanto, vivemos em conflito diário com o resto do mundo natural. A maioria das doenças que contraímos na época atual é gerada por esse tipo de conflito, particularmente no que diz respeito aos problemas de nervos, tão comuns na vida urbana. A raiva e o medo que, no sentido mais amplo, são duas condições primárias que alteram nossa psique, são aliviados e curados através do contato com o mundo natural. Basta considerar o efeito de umas férias à beira-mar em alguém que se sinta oprimido por morar numa cidade agitada para compreender a realidade do que dissemos. Irritação, tensão, orgulho ou depressão não se curam com aspirinas — estas simplesmente embotam as células receptoras do nosso sistema nervoso. Mas o reconhecimento do verdadeiro relacionamento humano para com o mundo criado poderá reequilibrar a desarmonia de nossa vida e livrar-nos do sofrimento.

Os Remédios de Bach, que contêm as energias puras do mundo natural, ajudam-nos a entrar em sintonia. Contudo, o efeito que causam não é apenas o de aliviar e acalmar a turbulência de nossa personalidade. Através da ação de energias específicas, eles nos ajudam a lidar com problemas específicos. O impacto geral do poder de cura da natureza não é suficiente para contrabalançar a raiva e a ganância humanas; se assim fosse, poderíamos optar por viver harmoniosamente neste mundo. Mas, ao usar a energia potencializadora de uma determinada flor, cujas propriedades estão exatamente sintonizadas com um estado de ânimo em particular, temos uma concentração daquele poder de cura geral que poderá criar uma mudança dentro de nós, possibilitando que o ódio se transforme em amor, que o desespero descubra a fé, que a indiferença se transforme em determinação e o que estiver exaurido encontre a força.

# COMO AGEM OS REMÉDIOS

Em seu livro *Cura-te a Ti Mesmo*, o dr. Bach afirma que existem certas verdades fundamentais que devem ser reconhecidas, se quisermos entender a natureza da doença.

1. Que o ser humano tem uma Alma, e esta é o seu verdadeiro Eu. O corpo é apenas um pequeno reflexo, o templo terrestre que é habitado pela Alma. Centelha imortal da nossa divindade e uma manifestação de Deus, a Alma é nossa instrutora e guardiã, aquela que sempre nos observa e conduz em direção ao que é melhor para nós.

2. Que a nossa personalidade, através da qual agimos neste mundo, está aqui para ganhar experiência e conhecimento, de modo a avançarmos rumo à perfeição de nossas verdadeiras naturezas, desenvolvendo virtudes e erradicando aquilo que está fora de sintonia dentro de nós.

3. Que esta vida é apenas uma pequena parte de todo um processo de evolução, como se fosse apenas um dia dentro do tempo infinito que a nossa Alma experimenta como imortalidade.

4. Que, a partir do momento em que a nossa Alma e a nossa personalidade estejam em harmonia, viveremos em paz, felicidade, alegria e saúde. Somente quando nossa personalidade nos desvia do caminho que foi estabelecido pela Alma, seja através do desejo leviano ou pela persuasão de outros, é que o conflito emerge.

5. Que há uma Unidade em todas as coisas. O Criador Uno, que é Amor, manifesta-se através de inumeráveis formas e tudo está unificado por esse Amor. Qualquer imperfeição numa das partes irá afetar o todo, e cada parte do todo deverá, em última instância, tornar-se perfeita no Amor.

6. E que os erros fundamentais que criam o conflito e, em seguida, a doença são uma dissociação entre a Alma e a personalidade e resultante do que fazemos de errado, em contradição com essa consciência de Unidade.

Esta é apenas uma síntese do que o dr. Bach afirmou a respeito do relacionamento entre o ser humano, a criação e Deus. O que ele escreveu, por sua vez, é apenas um breve delineamento da grande tradição do conhecimento, da sabedoria e da compreensão que recebemos pela Graça no que se refere à natureza da realidade. Dois pontos, entretanto, são de importância imediata no que estivemos dizendo até agora — que a doença pode ser benéfica quando nos aponta o conflito que carregamos interiormente e que uma parte essencial do processo de cura é o trabalho de autodesenvolvimento que devemos realizar em nós mesmos. É nesse contexto que deveríamos encarar a maneira como atuam os Remédios de Bach.

Considerando-se que os remédios atuam na dimensão sutil, não nos surpreenderemos se o pensamento científico convencional não pode ser usado para explicar de que modo eles operam. Se fôssemos tentar a análise química de um remédio não seríamos capazes de detectar a substância física que é o agente da cura. Isto se deve ao fato de que não é uma substância física, mas algo que seria mais bem descrito como sendo 'energia'.

Já vimos que o dr. Bach achava essencial considerar homem como um ser humano composto de diferentes níveis ou corpos, dentre os quais o corpo físico é o mais familiar e o mais denso. Expressando de modo simples, esse corpo físico é vivificado e controlado pela Alma que age através do corpo psicológico. Podemos reconhecer o corpo psicológico como sendo os pensamentos, sentimentos e emoções que, em conjunto, compõem o padrão de nossa personalidade. A energia essencial de vida que vem de um nível superior é 'filtrada' através desse padrão e recebe a coloração da condição presente na psique, antes de ser atraída para dentro do corpo físico. Consideremos, por exemplo, como a irritação, que é um estado psicológico, poderá levar uma pessoa a franzir inconscientemente a testa. Se esse padrão se torna consistente durante um período de tempo, linhas de irritação aparecerão na face e se desenvolverão em rugas que a marcarão permanentemente. É por isso que se diz que criamos as nossas "caretas".

Se quisermos tornar a questão ainda mais clara, podemos fazer uso de uma analogia. Quando uma planta começa a crescer, ela o faz de uma maneira perfeita e uniforme. As primeiras folhas e brotos são idênticos em todas as plantas da espécie. Porém, as condições que prevalecem no ambiente lentamente irão distorcer e condicionar esse crescimento dando-lhe uma forma que, com o tempo, se tornará característica dessa planta. Uma árvore exposta a um vento leste à beira-mar será levada a curvar-se de uma forma particular; uma outra que tenha sido plantada e cresça muito próxima a uma parede, poderá ficar com um lado achatado e assimétrico. Em ambos os casos, as árvores têm variações em relação a um crescimento equilibrado que poderia ser visto na 'imagem perfeita' desse tipo de árvore.

Com os seres humanos se passa o mesmo. A estruturação de nossa condição psicológica estabelece no corpo um ritmo que pode desvirtuar seu funcionamento normal. Uma árvore não pode remodelar-se a si mesma, mas é possível para uma pessoa mudar ativamente sua condição física, mudando a estruturação psicológica da sua vida. Se uma pessoa que tem sido constantemente medrosa se tornar capaz de libertar-se do medo, isso passa a ter um efeito muito real e observável no seu corpo físico. Os Remédios de Bach podem colaborar para provocar essa mudança. Se acreditamos que todos os estados psicológicos, como são descritos pelo dr. Bach, têm padrões particulares e que cada padrão age como uma lente que distorce a luz pura que flui da Alma para cada ser humano, então os remédios agem sobre esse padrão para dissolver a distorção e permitir a passagem livre de uma energia clara e pura para dentro do corpo.

Esse padrão psicológico também poderá ser visto como uma onda oscilante, com seus pontos de elevação e depressão. O remédio antídoto para uma determinada condição seria visto como tendo uma formação de onda que é exatamente oposta à do padrão psicológico, de modo que, ao se juntarem, produzirão uma condição harmoniosa e equilibrada. Podemos usar outro exemplo, e o padrão psicológico será visto como cores, ou seja, a estruturação psicológica de um indivíduo apareceria como a combinação de diferentes tonalidades que lhe circundam o corpo como uma aura — um campo colorido de força vibratória. Podemos perceber na expressão 'isso me fez ficar vermelho de raiva' de que modo a emoção afeta um determinado padrão. Do mesmo modo, falamos de pessoas 'verdes de inveja' ou 'pálidas de medo'. Para cada caso existe um remédio floral adequado: *Holly* para a raiva, ciúme e inveja (o vermelho e o verde são cores complementares) e *Rock Rose* para o medo extremo. À medida que a energia de cura do remédio vai atuando sobre o padrão psicológico de cada pessoa, as nuvens cinzentas do medo se dispersam pelo sol radiante da coragem e da alegria que possibilita que todas as coisas sejam vistas na sua verdadeira luz. Porém, se os ataques de raiva continuam a acontecer sem que sejam devidamente tratados, sua 'cor vermelha' tingirá não só todo o psiquismo da pessoa, como irá também, com o tempo, criar uma distorção tão permanente no fluxo da força vital, que o corpo físico será tão danificado quanto se tivesse sido exposto a uma radiação prolongada.

Neste ponto, é importante notar que os remédios são muito benéficos quando usados para previnir doenças, para equilibrar estados psicológicos alterados, antes que o desequilíbrio seja tão grande que venha a produzir uma doença física conhecida. Até mesmo um estado temporário pode debilitar o corpo a ponto de torná-lo suscetível às forças da doença que estão constantemente presentes no ambiente. Infecções por vírus, por exemplo, só se apoderam do corpo quando as defesas normais estão enfraquecidas. Portanto, quando estamos num estado de indecisão (*Scleranthus*) ou indecisos quanto ao que fazer da vida (*Wild Oat*), estaremos inclinados a sofrer as doenças de rotina que afligem a maioria das pessoas de tempos em tempos.

Temos de levar em conta que um problema menos grave será curado mais rápida e prontamente do que uma condição profundamente enraizada. A doença, a dor e o sofrimento se desenvolvem organicamente e vão se alimentando de estados psicológicos. Se, por exemplo, consideramos o remédio *Beech*, indicado para a pessoa crítica, rabugenta, intolerante e que se irrita com os hábitos e maneirismos dos outros, podemos ver que cada vez que essa pessoa faz uma crítica estará adicionando um novo galho à árvore de seu próprio sofrimento. Cada vez que ela emite um pensamento negativo, desenvolve uma nova folha até que o crescimento da árvore pressiona tão intensamente a sua vida que ela se vê forçada a reconhecer a situação em que se encontra. Com o tempo, o sofrimento a levará a se indagar: "Por quê?"

É muito freqüente a situação de nos recusarmos a perceber a ligação que existe entre a nossa condição psicológica e o sofrimento físico. Podemos até conseguir um alívio temporário com o uso de determinado medicamento; mas, se a causa real não for reconhecida e eliminada, o sofrimento retornará inevitavelmente. Esta é uma das razões por que o uso de drogas é, freqüentemente, contraproducente: elas dão a aparência de um rápido retorno à normalidade quando a causa da má saúde permanece tão virulenta quanto antes. Somos iludidos por uma falsa sensação de bem-estar e continuamos presos a um padrão psicológico que resultará em conseqüências ainda mais sérias.

É importante reconhecer a ligação entre o nosso estado psicológico e o mal-estar físico. Ao reconhecer a situação seremos capazes de trabalhar com o remédio que irá acelerar a mudança dentro de nós mesmos, embora isso não seja uma parte imperativa do tratamento. Os Remédios de Bach foram usados com sucesso comprovado no tratamento de crianças, de animais e de plantas. Estar consciente da condição psicológica que está por trás de uma doença não é uma pré-condição para a cura.

Dissemos anteriormente que a doença é benéfica desde que aponte para a necessidade de autoconhecimento e para a resolução do conflito interior. É como se os Remédios de Bach nos mostrassem o caminho que temos de tomar para trabalhar o nosso interior e nos ajudassem a superar os padrões psicológicos habituais que desenvolvemos internamente. Se quisermos voltar a ter saúde temos de esperar mudanças no nosso ser. Muitos de nós se negam a mudar; crescemos quase que gostando do nosso sofrimento e, secretamente, preferimos negligenciar a nossa felicidade (existe um remédio para isso também). Às vezes relutamos em reconhecer que há um desequilíbrio psicológico — insistimos que a doença é puramente física e não queremos saber de nada que possa mexer com a nossa personalidade: o ego trabalha duro para proteger o seu pequeno império! Como diz o ditado, você pode levar o cavalo até a água mas não poderá forçá-lo a bebê-la — nada poderá ser feito se a pessoa se recusa a tomar o remédio. Como acontece com todas as formas de cura, é importante que o paciente queira melhorar a sua condição.

# QUANDO TOMAR UM REMÉDIO

Embora a ação dos remédios seja inteiramente benigna, não é possível predizer exatamente que direção irá tomar. Em muitos casos, o paciente não sentirá um efeito imediato. Ocorre, às vezes, uma sensação de alívio e bem-estar; podemos sentir a tensão se soltando e, portanto, seremos capazes de observar a ação do remédio. Ocasionalmente um paciente pode se ver, abruptamente, diante da verdadeira natureza da sua personalidade, o que poderá ser uma surpreendente confrontação. Tudo irá depender da sensibilidade e do estado do paciente. Existem muitos que registram uma melhora extraordinária na doença. Quando lidamos com uma pessoa histérica ou com alguém que esteja inconsciente, podemos esperar uma resposta imediata, enquanto que uma condição crônica pode mudar bem lentamente. Desde que não podemos quantificar um estado psicológico, ficamos diante de uma questão que diz respeito à qualidade e não à quantidade, não sendo possível predizer resultados sistematicamente. Portanto, não prescrevemos um tratamento de sete dias, como acontece com os antibióticos, mas lidamos numa base inteiramente individual, segundo as necessidades de cada paciente.

Tratar o paciente individualmente é muito importante desde que, às vezes, torna-se necessário mudar o remédio quando muda a condição psicológica. À medida que passa a encarar a realidade da sua situação, é possível que surjam novos conflitos. Nos primeiros estágios, poderá haver uma clara melhora para, em seguida, haver uma recaída, quando o paciente se sente desencorajado e duvida que venha realmente a se sentir bem. Neste ponto, torna-se muito claro que um remédio adicional se torna necessário — *Gentian*. Este é um remédio para dúvida e desencorajamento, falta de fé e convicção. Desse modo, uma nova condição psicológica é tratada e resolvida.

Assim como o sofrimento do paciente cresce organicamente como uma árvore que lança um novo galho cada vez que o padrão de comportamento negativo é confirmado, assim também podemos desmembrá-lo, de modo orgânico, galho por galho. Algumas vezes torna-se necessário retornar à condição psicológica através de muitos estados, usando primeiro um remédio e em seguida outro. Assim, devagar, chegamos à raiz do problema e erradicamos devidamente a causa do desequilíbrio. O corpo físico irá melhorando gradativamente durante o processo até que esteja totalmente bem. Este é um mecanismo que possibilita um auto-ajuste natural e quando não estiver mais sujeito ao estresse e ao desequilíbrio da psique, o corpo ajustará automaticamente suas funções para que trabalhem em harmonia.

Não seria correto sugerir que toda doença pode ser tratada com igual sucesso. Como acontece em todo processo de cura, há pacientes que não podem ser curados. Isso será devido a um estado patológico que está além de qualquer recurso ou quando um órgão tiver sido danificado permanentemente; poderá haver também uma condição extrema que impedirá o paciente de ser curado; há a possibilidade que a Alma saiba, em seu nível, que é correto que a doença continue, ou poderá haver um defeito de nascença no corpo físico que está além da esfera de ação dos Remédios de Bach.

Portanto, poderá acontecer que os remédios ajudem a lidar com a condição psicológica, embora o estado do corpo possa não ser 'curado' automaticamente. Sendo assim, pode ser necessário trabalhar em conjunção com outras técnicas, tais como a osteopatia ou o método Alexander, que trabalhariam para re-alinhar o corpo e seus sistemas de energia ou, no caso de cirurgia, quando houver danos físicos extremos. Neste último caso, os remédios são muito úteis para minorar o choque e a tristeza subseqüentes. Em todas as situações, os Remédios de Bach podem ser úteis, considerando-se que o número de pessoas cuja psique está devidamente equilibrada é ainda muito pequeno.

Seria necessário lembrar que a verdadeira cura não consiste apenas em remover o sofrimento, mas também em ajudar o paciente a compreender o significado da doença. Isso nos leva ao ponto no qual os remédios podem ser usados como um meio para o autodesenvolvimento. Embora esta questão não esteja dentro dos limites de interesse da medicina normal, ela constitui parte essencial do processo da saúde. Na maioria dos casos, tratamos apenas da doença e prestamos muito pouca atenção ao assunto da saúde, mesmo depois de termos compreendido que a doença física está diretamente ligada ao declínio da saúde psicológica. Essa é uma lei da existência que diz ser impossível que as coisas permaneçam estacionárias. Tudo o que não está seguindo adiante em seu progresso estará em declínio — tudo está ou em processo de crescimento ou de morte. O mesmo acontece com o nosso estado psicológico: se não estamos fazendo progresso no nosso autodesenvolvimento, estaremos, literalmente, a caminho da má saúde. Portanto, temos a responsabilidade de cuidar de nossa dimensão psicológica para melhorar a condição da nossa vida. O dr. Bach se refere a isso como o aperfeiçoamento da nossa natureza e o desenvolvimento de virtudes.

Os Remédios de Bach podem, assim, ser usados diretamente como uma forma de terapia psicológica, não só para as pessoas reconhecidas como mentalmente doentes, mas para todas as pessoas. Para frisar este ponto mais uma vez, diríamos que muito poucas pessoas têm sua psique perfeitamente equilibrada. O uso dos remédios para tal fim poderá implicar freqüentemente um processo de "encontro consigo mesmo". Devemos primeiro encarar a realidade de nossa personalidade e ver que tipo de pessoa somos. Poderá ser desagradável para o ego reconhecer que é prepotente, inflexível, possessivo ou orgulhoso. Outras pessoas poderão ter esses traços, mas raramente queremos reconhecê-los em nós mesmos. Sendo assim, pode ser necessário que tenhamos de encarar emoções e sentimentos que reprimimos e resolver situações passadas que preferimos manter trancadas a chave nos recessos profundos da memória. Tomar um remédio poderá implicar trazer muitas coisas à superfície para serem consideradas. É como se nossa psique fosse um rio onde flutuam muitos troncos de madeira, ou seja, a memória de tudo o que constantemente está sendo trazido do mundo exterior e lançado nas águas da mente. Normalmente, isso tudo flutua correnteza abaixo até a serraria para se transformar no material útil de experiências que irão construir a estrutura de nossas vidas. Porém, pode ocorrer um congestionamento e, embora a água continue fluindo, não estaremos tirando proveito das lições que nos estão sendo dadas diariamente. Um remédio adequado poderá nos ajudar a navegar o rio para liberar as toras de madeira e restabelecer o correto fluxo da nossa psique.

Quando essa situação ocorre, muito trabalho produtivo pode ser feito pelo indivíduo. Com o decorrer do tempo, é extremamente benéfico, embora em alguns momentos desafiante, que estejamos atentos quando tivermos uma série de sonhos vívidos, à medida que os troncos descem o rio. Contudo, isso não se constitui numa 'crise de cura', e poderemos ser capazes de chegar a um acordo internamente sem nenhum conflito ou aborrecimento. Certamente, é importante que fique claro, o distúrbio psicológico não é um efeito colateral inevitável e a reação vai depender da razão pela qual tomamos o remédio. Se escolhemos trabalhar dessa maneira, então o remédio irá atuar em nós; se a intenção não é seguir nessa direção, nesse caso não terá o mesmo efeito. O indivíduo está sempre no controle e não é como tomar drogas, que desequilibram o metabolismo psicológico através da interferência. Os remédios cooperam com o nosso guia e instrutor interno, a Alma, que, como disse o dr. Bach, trabalha sempre para o nosso maior bem.

# DIAGNÓSTICO E PRESCRIÇÃO

A maioria dos sistemas de medicina exigem longo treinamento de acordo com uma metodologia complexa, não só para o diagnóstico como para o tratamento. Uma característica muito importante dos Remédios de Bach é que não só o método de tratamento é extremamente simples, mas o diagnóstico também é muito direto, uma vez que as questões essenciais do sistema tenham sido compreendidas. Isto significa que é possível tratar-se a si mesmo, dispensando deste modo a necessidade de um profissional. Talvez, por essa razão o dr. Bach intitulou o seu livro de *Cura-te a Ti Mesmo*. Portanto, é recomendável que, num primeiro momento, procuremos alguém que seja experiente no diagnóstico e prescrição dos remédios e que possa explicar como diagnosticar a condição psicológica mais prontamente. Porém, em muitos casos, o paciente logo adquire o seu conjunto de remédios, passa a se tratar e, talvez, subseqüentemente, venha a oferecer remédios para outras pessoas da sua família e para os amigos. Há de chegar o dia em que os Remédios de Bach serão encontrados em todas as casas, como parte essencial dos medicamentos domésticos.

Tudo aquilo de que necessitamos para prescrever os remédios é de uma clara percepção do estado psicológico da pessoa. Este não é um assunto técnico; é senso comum. A própria experiência da vida nos qualifica a ver o que é necessário, e não precisamos de um diploma universitário para reconhecer o medo, a raiva, o ressentimento ou a falta de confiança: todos esses estados de ânimo são evidentes por si mesmos. Portanto, podemos estar seguros de que todo adulto que esteja razoavelmente informado acerca da natureza humana está qualificado para praticar. Desde que não podem existir efeitos prejudiciais causados por um diagnóstico errado, o sistema tem um mecanismo de segurança intrínseco que protege contra enganos. Se escolhemos o remédio errado, simplesmente não iremos curar o problema psicológico. A experiência traz a precisão e a precisão acelera o processo de cura em toda disciplina médica.

## Os Doze Remédios e Outros Remédios

O dr. Bach chamou inicialmente os doze remédios que descobriu de *The Twelve Healers* [*Os doze remédios*]. Mais tarde, ele encontrou outros 26, de modo que, no total, são 38 essências aplicáveis como remédios relacionados com um tipo característico de personalidade ou remédios de ajuda. Informações mais completas podem ser encontradas em outros livros (veja à pág. 73), mas pode-se identificar as amplas qualidades dos remédios na lista a seguir.

### *PARA OS QUE SENTEM MEDO*

### ROCK ROSE

Indicado para emergências, doença repentina ou em caso de acidente; para todo tipo de medo muito intenso, terror, pânico, histeria; quando se perdeu a esperança de viver; para o horror e o medo dos pesadelos; quando houve um contato muito íntimo com o mal. Os sintomas podem incluir paralisia, inconsciência, mudez/surdez repentinas, calafrios, tremores, perda de controle.

## MIMULUS

Indicado para pessoas que têm medo de coisas mundanas, físicas, tais como animais, alturas, dor, acidentes; medo da água, do escuro, da doença, da morte, de estar sozinho, de outras pessoas; que têm medo de falar em público; para qualquer medo específico de origem conhecida, mas freqüentemente oculta. Os sintomas podem incluir gagueira, ruborização, problemas nasais, respiração curta, sensibilidade marcante ao barulho, à controvérsia e a multidões; disposição para o nervosismo, timidez.

## CHERRY PLUM

Indicado para o desespero, o medo da insanidade, a perda do controle, impulsos incontroláveis, colapso nervoso, tendência ao suicídio, desilusões, medo obsessivo. Os sintomas geralmente se acumulam durante um certo período de tempo: palidez, olhos parados, vagos; agitação; algumas vezes, fala nervosa ou questionamento obsessivo; insanidade amena e iminente. É como uma gangrena mental, bastante prejudicial para a personalidade do paciente.

## ASPEN

Para medos psicológicos de origem desconhecida, algo vago, irracional e inexplicável; preocupação súbita, medo de uma força ou poder desconhecidos; medo de dormir por causa do que pode acontecer durante o sono; medo de sonhar; associação com a morte e a religião, geralmente mantida em segredo. Os sintomas podem incluir dores de cabeça, olhos cansados, olhar perdido, suores, tremores, arrepios, desmaios repentinos, o falar durante o sono, sonambulismo, cansaço e irritação.

## RED CHESTNUT

Indicado para os que estão sempre ansiosos por causa dos outros, antecipando preocupações, imaginando o pior, preocupando-se com a preocupação dos outros; para os casos de extrema preocupação pelos problemas do mundo; para o medo de que um pequeno mal-estar em outra pessoa venha a se tornar um problema sério; para os que projetam ansiedade.

## *PARA A INDECISÃO*

## CERATO

Indicado para as pessoas que duvidam da própria capacidade; têm a vontade fraca, faltando-lhes coragem para se convencerem da própria capacidade; desconfiam de si e buscam sempre o conselho dos outros; não confiam na própria intuição e julgamento; em geral, são superficiais, instáveis, imitadoras; fáceis de serem induzidas em erro. São pessoas que falam muito, fazem muitas perguntas e geralmente são rejeitadas pelos colegas quando crianças; alguém que se deixa convencer facilmente pelos outros.

## SCLERANTHUS

Indicado para as pessoas que não conseguem decidir, que não são capazes de escolher entre duas coisas, volúveis e indecisas; pessoas que sofrem de falta de concentração; hesitantes, instáveis, tendem a não ser confiáveis. São pessoas caladas que não buscam conselho, sofrendo de extremos de energia entre a alegria e a tristeza, e não conseguem lidar com esses estados alternantes. Reconhecíveis pela falta de equilíbrio e postura, pela conversação intermitente, pela hesitação, inquietação; sempre usam roupas diferentes, têm a aparência volúvel; os sintomas aparecem e desaparecem; tendem a ter ânsia de vômitos quando viajam.

## GENTIAN

Indicado para as pessoas que se sentem facilmente desencorajadas; ficam deprimidas e desanimadas por causa da dúvida ou da falta de fé, pela melancolia, pelo ceticismo e pelo desapontamento. Para casos de depressão de origem conhecida, por causa de um revés temporário, pela demora no andamento de algum projeto; pela negatividade que cria um sentimento de fracasso. Tudo isso é evidenciado por uma tristeza difusa e depressiva.

## GORSE

Indicado para o desespero, grande desânimo, depressão crônica e resignação, para a perda da vontade de melhorar o estado de saúde. Para a crença de que nada pode ser feito para ajudar, embora possa ser persuadido a tentar outra vez, mesmo achando que tudo é inútil. Para os casos em que o paciente precisa ser encorajado. *Gorse* cura a vontade interior. Os sintomas indicam uma condição que aparentemente não pode ser curada, uma doença genética, fracassos repetidos ou desapontamento. Essas pessoas geralmente têm sombras escuras embaixo dos olhos, uma expressão de desalento; apenas se sentam inertes, desesperançadas para além das lágrimas ou da expressão de mágoa; a compleição poderá ser pálida quando em estado adiantado.

## HORNBEAM

Indicado para um estado temporário de cansaço mental e físico, quando uma falta de energia causa perda de interesse, desgaste e incapacidade para suportar assuntos mundanos. Bom para convalescentes que se sentem incapazes de voltar para o trabalho por não estarem perfeitamente em forma. Os sintomas predominantes são: fadiga, lassidão, inclinação para ficar na cama pela manhã; sensação de que não irão conseguir enfrentar o peso do dia.

## WILD OAT

Indicado para a incerteza no que se refere à carreira (causa de mais problemas do que normalmente se pensa), ambição indefinida e não realizada; pessoas que se sentem à deriva na vida e que não realizam suas ambições; pessoas em geral talentosas, porém incapazes de seguir a carreira que representa a sua verdadeira vocação interior. Os sintomas poderão incluir desalento, insatisfação geral e incerteza; sentimento de frustração, tédio; sempre se vêem em ambientes e ocupações incompatíveis.

## FALTA DE INTERESSE PELAS
## CIRCUNSTÂNCIAS ATUAIS

### CLEMATIS

Indicado para pessoas sonhadoras, distraídas, com falta de concentração e de vitalidade; pessoas quietas, sem o devido interesse pelo presente, absortas em pensamentos e fantasias; sonolentas e desligadas; românticas, imaginosas e sem contato com a realidade. Os sintomas podem incluir sonolência, constante inclinação para dormir, sentimentos distantes e dispersos, palidez marcante, lentidão, sensibilidade ao barulho, entorpecimento, desmaios, indiferença. Essas pessoas fazem pouco esforço para se sentirem bem e se curar, podendo até acolher com simpatia a perspectiva da morte; tropeçam com freqüência, deixam cair as coisas sem perceber; "se desligam" durante uma conversação; têm um ar apático.

### HONEYSUCKLE

Indicado para nostalgia, saudades do lar; para os que vivem muito no passado; nos amores, felicidades, infelicidades, arrependimentos, sucessos e fracassos do passado; para os que vivem de lembranças, desejando escapar do presente numa visão romantizada do passado.

### WILD ROSE

Indicado para resignação, apatia, rendição, incapacidade de fazer um esforço, fatalismo; os que se deixam levar facilmente; para embotamento, falta de interesse geral; quando não se percebe nenhuma centelha de vitalidade; sensação de monotonia, voz sem expressão; cansaço, uma companhia nada interessante.

## OLIVE

Indicado para as pessoas que sofrem de completa exaustão mental ou física, que deixaram fugir as últimas reservas de energia, de modo que já não têm mais forças. Deve ser tomado depois de doença prolongada, ou de ter estado ao lado de alguém doente por muito tempo; numa crise pessoal (guerra, divórcio, crises em geral, etc.), depois de um trabalho ou preocupação excessivos, quando um esforço sobre-humano foi feito. Quando estamos física e mentalmente drenados de nossa energia e vitalidade.

## WHITE CHESTNUT

Indicado para um tipo de pensamento que constantemente se repete e não dá descanso à mente; uma discussão interior contínua; preocupação, falatório, congestão mental. Os pensamentos circulam sem solução, indo e vindo em torno do mesmo conflito; preocupação que obstrui a clareza; um drama que é representado diuturnamente no palco da mente, sem descanso. Os sintomas podem incluir cansaço, insônia, confusão, depressão, sentimentos de culpa, repetição de um mesmo tópico na conversação, falta de calma, preocupação nervosa, dores de cabeça freqüentes.

## MUSTARD

Indicado para a depressão que surge, sem nenhuma razão aparente, de uma causa desconhecida; para melancolia, tristeza profunda; geralmente pessoas sérias que periodicamente têm a sensação de serem perseguidas pela influência de uma estrela maléfica. A depressão é intensa e não pode ser aliviada até que desapareça tão inesperadamente como apareceu. Toda paz e alegria somem da vida por um certo tempo.

## CHESTNUT BUD

Indicado para as pessoas que não conseguem aprender pela experiência vivida e ficam repetindo o mesmo erro muitas vezes. Podem ser impacientes e estar pensando no futuro e, assim, fracassando em não perceber o que está acontecendo no momento, nem baseando suas ações na experiência aprendida no passado. Podem ser pessoas descuidadas, desajeitadas, muito lentas no escutar, desatentas e, quando crianças, aparentemente retardadas.

## *PARA A SOLIDÃO*

## WATER VIOLET

Indicado para os que gostam de ficar sozinhos, algumas vezes indiferentes e orgulhosos, quietos e retirados; são pessoas que evitam discussões, confiam em si, olham para dentro; muito capazes, pacíficas e calmas. São pessoas fechadas em si mesmas, conhecem a própria mente, podem parecer arrogantes e desdenhosas; são tolerantes, e não interferirão nunca nos assuntos dos outros, do mesmo modo que não tolerarão que interfiram nos seus. Suportam a mágoa e a tristeza em silêncio. Poderão sofrer de rigidez física, endurecimento e tensão, pois sua energia freqüentemente está bloqueada.

## IMPATIENS

Indicado para as pessoas impacientes que não admitem restrições, preferindo trabalhar sozinhas no seu próprio ritmo; gostam da pressa em todas as coisas; são críticas em relação às limitações dos outros; irritadiças, impulsivas, impetuosas, ativas e inteligentes, embora inclinadas à tensão nervosa, ao esforço excessivo e a acidentes. Os sintomas poderão incluir dores repentinas, cãimbras, tensão nas costas, no pescoço, no queixo, nos ombros e indigestão. Os filhos poderão ser nervosos e exigentes. O corpo sempre inclinado para adiante, pois são pessoas que lideram, vão na frente e agem rapidamente; costumam terminar a frase para quem está falando e cujo pensar seja mais lento. Dadas a rompantes de mau humor, embora isso rapidamente se desfaça.

## HEATHER

Indicado para pessoas que estão sempre ávidas por atenção, muito falantes, discutem compulsivamente seus assuntos com qualquer um; não suportam ficar sozinhas; pessoas medrosas, que buscam a solidariedade e vivem da energia alheia. São egocêntricas e extremamente preocupadas com suas vidas e problemas. Reconhecíveis pela constante tagarelice; procuram sempre uma proximidade física, tornando-se difícil afastar-se delas; falta de interesse pelas outras pessoas; são más ouvintes, hipocondríacas (para chamar a atenção).

## SENSIBILIDADE EXCESSIVA A INFLUÊNCIAS E OPINIÕES

### AGRIMONY

Indicado para pessoas que aparentam ser alegres, joviais e cordatas, mas que escondem uma tortura mental e sua preocupação por trás de uma máscara de despreocupação. Incansáveis, buscam excitação e atividade para superar a preocupação; geralmente tomam drogas ou álcool para esquecer o eu e embotar a dor e o sofrimento. Amantes da paz, evitam brigas e discussões; escondem sua sensibilidade mas são inquietas e tensas. Quando indagadas, não admitirão ter problemas e, quando doentes, farão disso brincadeira, sem levar o assunto a sério.

### CENTAURY

Indicado para pessoas tímidas, quietas, bondosas, gentis, convencionais e ansiosas por agradar; pessoas fracas de vontade, dóceis e facilmente dominadas de modo que, ao ajudar os outros, tornam-se demasiado servis. Geralmente estão ligadas a alguém com um tipo de personalidade mais forte que explora sua boa natureza, embora elas mesmas escolham esse tipo de situação, pois são submissas e buscam força para sua personalidade nos outros e não em si mesmas. Os sintomas podem afetar os ombros e as costas (fardos); têm em geral rosto pálido, marcado por olheiras; são lânguidas, sentam-se encurvadas.

### WALNUT

Indicado para as pessoas que precisam da proteção de influências externas, quando a base de suas vidas se mostra instável, durante uma mudança significativa de situação — mudança de dentição, puberdade, ao começar um novo período escolar, uma nova carreira ou trabalho; quando ocorre qualquer alteração fundamental de estado físico, emocional ou mental. *Walnut* ajuda a romper com os padrões velhos e a estabelecer um padrão novo. Protege contra qualquer coisa que venha a interferir com as atividades normais da vida; defende os que são atacados por forças sutis.

## HOLLY

Indicado para qualquer tipo de estado fortemente negativo: raiva, ciúmes, amargura, inveja, fúria, suspeita, vingança, ódio, violência, mau humor, desprezo, irritação, egoísmo, frustração — todos os estados contrários ao amor.

## *PARA O DESALENTO OU DESESPERO*

## LARCH

Indicado para pessoas com falta de confiança em si mesmas; pessoas que esperam o fracasso e sentem que jamais serão bem sucedidas e, portanto, não tentam fazer nada com afinco; são hesitantes, sempre adiando as decisões; sucumbem facilmente às circunstâncias e se consideram inferiores. Esse sentimento de fracasso faz com que se mostrem sempre desalentadas, embora sejam perfeitamente capazes se conseguissem perseverar. Os sintomas podem incluir depressão geral, e esta freqüentemente pode estar associada à impotência.

## PINE

Indicado para a auto-reprovação, sentimentos de culpa, para os que acusam a si mesmos, geralmente assumindo responsabilidade por uma situação pela qual não são responsáveis. Pessoas descontentes consigo mesmas, extremamente conscientes de seus erros, que vivem se criticando, se desculpando o tempo todo e mostrando-se por demais humildes. O esforço constante que fazem para melhorar pode levá-los ao cansaço e à depressão. *Pine* ajuda a aliviar qualquer sentimento de culpa.

## ELM

Indicado para pessoas que são capazes e geralmente têm sobre os ombros grandes responsabilidades, mas se sentem ocasionalmente incapazes de encarar a magnitude de suas tarefas. Por isso, às vezes se sentem como se não fossem resistir, fraquejam e perdem a confiança momentaneamente. É como se tivessem perdido temporariamente sua conexão interior, e isso causa grande desconforto e tristeza.

## SWEET CHESTNUT

Indicado para períodos de grande angústia e desespero, quando atingimos os últimos limites de nossa capacidade de suportar, quando parece que não há mais luz ou amor no mundo, nada, a não ser destruição e aniquilamento, total desolação. Incapazes até mesmo de orar, essas pessoas estão passando pelo que esotericamente se chama 'a noite escura da Alma'.

## STAR OF BETHLEHEM

Indicado nos casos de choque, mágoa, tristeza; para os que precisam de consolo e conforto; para os que recebem más notícias, para casos de acidente, susto, escapando por pouco, choque adiado; para neutralizar efeitos de qualquer choque passado ou presente, até mesmo para o trauma do nascimento.

## WILLOW

Indicado para os que reagem a qualquer pequena adversidade com amargura e ressentimento, culpam os outros e acham difícil aceitar os reveses; são egocêntricos, têm pena de si mesmos, vivem se justificando, se sentem injustiçados; são mal-humorados e rabugentos; tendem a se sentir menosprezados e constantemente insatisfeitos; falta-lhes senso de humor. Os sintomas podem incluir expressão carrancuda, resmungos, a mania de ver em tudo um lado triste, negativo, já que nada os agrada e relutam em admitir qualquer tipo de progresso.

## OAK

Indicado para pessoas fortes, confiáveis, responsáveis, que carregam grandes fardos sem se queixar. São labutadores que perseveram apesar dos reveses, sem jamais perder a esperança. Seus esforços incessantes e obstinação podem levá-las à exaustão e, devido à sua disponibilidade, podem assumir mais coisas do que são capazes de administrar e, assim, serem levadas a se envolver com todo tipo de dificuldades, até chegarem ao ponto de um eventual colapso em sua vitalidade. A má saúde pode causar-lhes insatisfação e desalento desde que lhes traga alguma limitação. Indicado para as pessoas que nunca param de tentar, não importa quão desesperadora seja a situação.

## CRAB APPLE

Remédio que purifica, é indicado para os que se sentem de algum modo impuros, contaminados, geralmente com uma doença sem muita gravidade que acaba assumindo grandes proporções na mente do indivíduo, causando-lhe desalento e desgosto. Aplicável para condições tanto físicas como psicológicas sempre que haja alguma coisa repelente para o eu. *Crab Apple* é o remédio que restaura o sentido de proporção. Os sintomas podem incluir problemas de pele, intoxicação ou ferimentos, hábitos perniciosos, mau cheiro nos pés ou aversão a qualquer contato físico, por exemplo, na amamentação.

### *PREOCUPAÇÃO EXCESSIVA COM O BEM-ESTAR DOS OUTROS*

## CHICORY

Indicado para pessoas que podem ser as mais amorosas possíveis mas que, quando num estado negativo, se tornam possessivas; seu egoísmo, autocompaixão e amor egocêntrico torna-as extremamente preocupadas com seus relacionamentos. Podem tornar-se críticas, rabugentas, autoritárias, intoxicadas com venenos emocionais e mentais; buscam chamar a atenção; são choronas e complicadas, não gostam de ficar sozinhas e precisam manter as pessoas bem perto para controlá-las e dirigir suas atividades. Reconhecíveis como os 'tipos maternais', embora sejam mais comuns em crianças que exigem constante atenção.

## VERVAIN

As pessoas deste remédio são vigorosas, entusiásticas, dominadoras, muito nervosas, dadas a argumentar; são autoritárias, apaixonadas, fanáticas; raramente mudam de opinião e insistem que os outros têm de pensar como elas pensam. Têm uma vontade muito forte e podem ficar esgotadas tal o esforço despendido. Os sintomas podem incluir tensão física, distensão muscular, dores de cabeça, tensão ocular, expressão enérgica, extrema atividade, incapacidade de relaxar.

## VINE

Indicado para pessoas capazes que estão seguras de si mesmas e tendem a usar sua autoridade para ter poder e dominar os outros. Podem ser arrogantes, ambiciosas, autoritárias, severas, rígidas, inflexíveis, não solidárias, violentas, cruéis, exigindo obediência. São líderes que, embora tenham um grande valor em casos de emergência, tendem a ser cruéis depois que alcançam seus objetivos; podem ser tirânicas e despóticas. Apresentam uma tendência a desenvolver uma grande caixa torácica, grande estatura; geralmente sofrem de extrema tensão, rigidez física, problemas nas costas e de pressão alta.

## BEECH

Indicado para as pessoas críticas, insatisfeitas, intolerantes, irritadiças, sempre encontrando falhas, vendo apenas o lado negativo das coisas. Tais pessoas se aborrecem com pequenas coisas — as manias, maneirismos e idiossincrasias dos outros; exigem exatidão, ordem e disciplina. São pessoas arrogantes que se queixam dos outros e dadas a pequenas demonstrações de raiva; são corretas no julgamento, porém secas, cínicas, nada compassivas, rígidas com os demais, tensas. Tendem a ter a região superior do peito afetada; sofrem de tensão nos maxilares, nos braços e nas mãos devido à energia neles concentrada.

## ROCK WATER

Indicado para pessoas muito severas, que se negam a si mesmas, que se reprimem, regidas por teorias e rígidas por causa de sua forte convicção sobre o que é 'correto'. Ávidas de perfeição, porém aprisionadas na tentativa de se esforçar demais, idealistas que não conseguem perceber a obsessão que as domina. Inclinadas ao fanatismo e ao orgulho espiritual, querem ser um exemplo luminoso para os outros. Em geral, são pessoas adeptas de algum fetiche alimentar, extremamente preocupadas com a dieta, com a pureza de vida, a moralidade rígida. *Rock Water* é indicado sempre que uma autodisciplina demasiado rígida venha a causar sofrimento.

### Como Reconhecer o Remédio

Suponhamos que queremos prescrever um remédio para a Sra. X. Ela é uma vizinha que há anos vem sofrendo de enxaqueca e reumatismo, acorda muito cedo e, devido ao mal-estar físico, não consegue mais tornar a adormecer. É uma personalidade muito forte, que está sempre tentando que, onde mora, as coisas sejam bem feitas. Sempre está batalhando por alguma coisa: conseguir que a prefeitura local varra as ruas mais regularmente; lutar contra a demolição de uma velha igreja; tentar impedir que caminhões tomem um atalho que passa perto de sua casa, e assim por diante. Todas as vezes que você a encontra, ela tem um abaixo-assinado para você assinar. É alguém que, na verdade, não está bem, mas vai seguindo adiante, organizando e agitando em prol das questões que considera importantes e corretas. A Sra. X fica muito zangada quando suas campanhas não são bem sucedidas e amargurada com as pessoas que não apóiam a sua causa. Então, ela tem enxaqueca mas, em vez de desistir, ela simplesmente começa tudo de novo com esforço redobrado, recusando-se a aceitar derrotas.

Primeiro, precisamos reconhecer o tipo de remédio para uma pessoa assim. Logo se tornará evidente que *Vervain* é o que melhor se aplica ao caso. Esse remédio se iguala com a força de suas opiniões, com sua forte personalidade e com o zelo quase fanático pelas causas que defende. *Holly* seria indicado para a sua raiva e, se pesquisarmos mais detidamente, iremos descobrir que há outros remédios para o seu caso: *Willow*, para o ressentimento e a sensação de malogro quando suas campanhas fracassam e o conseqüente sentimento de injustiça; *Beech* poderá ser necessário para contrabalançar a tendência de ver apenas as coisas que estão erradas e sua intolerância em relação às pequenas imperfeições da sociedade em que vive. Desde que este caso é fictício, estamos apenas fazendo uma tentativa de descobrir os tipos de remédio que seriam indicados.

A Sra. X nunca deixará de ser uma pessoa entusiasmada, porém, com um esclarecimento acerca dos Remédios de Bach, ela poderia canalizar essa energia de uma maneira positiva, criativa, eliminando os efeitos negativos que são a causa do seu sofrimento físico. O lado positivo de sua personalidade se manifestará de modo mais tolerante e com uma abordagem que refletirá uma mente aberta para os problemas da vida e que, com o decorrer do tempo, irá conseguir muito mais coisas que com a abordagem tipo 'cabeça-dura' usada anteriormente.

Podemos ver por esse exemplo como a escolha dos remédios se torna evidente. Não é necessário que a pessoa mostre todas as características de um remédio para que este lhe seja indicado. Olhamos sempre para a tendência geral. Freqüentemente, reconhecemos o remédio numa frase casual ou numa ênfase particular dada a uma atitude. Às vezes torna-se possível diagnosticar por uma simples afirmação que alguém faça de si mesmo. As afirmações seguintes, por exemplo, dariam uma clara indicação para o remédio adequado.

1. "Estou sempre criticando as pessoas, tudo — não consigo ver qualidades positivas em ninguém atualmente."

2. "Ele está impossível; insiste que a gente faça o que ele quer. Está sempre certo. É ele quem dita as leis lá em casa, e é tão exigente com as crianças que elas morrem de medo dele."

3. "Sinto-me um trapo; estou exausto e fraco e não me interesso por nada."

4. "Ando sendo torturado por sentimentos de insegurança."

5. "Não adianta fazer nada; já tentei tantas coisas. . ."

6. "Mentalmente, ela usa um cilício para se penitenciar, estabelecendo regras super-rígidas para si mesma."

7. "Ela nem me viu quando passei por ela na rua. Estava tão absorta em seus pensamentos. . ."

8. "Não consigo me concentrar no que estou fazendo, distraído com as ondas de pensamentos que me assediam o tempo todo."

9. "Repito o mesmo erro a todo instante."

10. "Tenho pedido e seguido o conselho dos outros, mas nada acontece de bom para mim."

Seguindo a ordem das afirmações que acabamos de apresentar, os seguintes remédios seriam indicados:

| | |
|---|---|
| 1- *Beech* | 6- *Rock Water* |
| 2- *Vine* | 7- *Clematis* |
| 3- *Olive* | 8- *White Chestnut* |
| 4- *Mimulus* | 9- *Chestnut Bud* |
| 5- *Gorse* | 10- *Cerato* |

Qualquer atitude que seja expressa dessa maneira servirá para indicar o remédio que deve ser usado. Pode ser muito útil descobrir a atitude do paciente em relação a certas áreas de sua atividade (ou as nossas próprias reações, quando buscamos remédios para nós mesmos). Você acha que tomar decisões é algo difícil? Se está constantemente pedindo conselhos, *Cerato* é o remédio indicado. Se não consegue decidir-se, *Scleranthus*; se não consegue escolher que ocupação seguir, *Wild Oat.* E o que sente a respeito de trabalhar com um grupo de pessoas? Se sente medo, *Mimulus*;

se prefere trabalhar sozinho, *Water Violet*; se acha que os outros vão muito devagar, *Impatiens*; se sempre domina o grupo, *Vine*; se acaba sendo o capacho onde todo mundo pisa, *Centaury*; se gosta de grupos, porque sempre encontra alguém para bater papo, *Heather*. A lista poderia prosseguir indefinidamente.

De modo geral, o aspecto físico dará uma indicação imediata. Talvez a pessoa pareça sonhadora, ou dada a devaneios, sendo assim fácil reconhecer um estado que corresponde ao remédio *Clematis*. Algumas vezes, reconhecemos alguém que corresponde a um tipo de remédio, *Impatiens*, por exemplo; mas então teremos de comprovar para ver se estamos certos, perguntando-lhe como se relaciona com o trabalho: se a pessoa responde que é vagarosa e detalhista, então não seria um tipo *Impatiens*. Porém, se é direta e apressada em conseguir que as coisas sejam feitas e concluídas, então estaremos no caminho certo. Uma outra verificação poderá ser feita olhando para o modo como caminha (rápido, tenso, sempre na frente) e talvez para o modo como reage às críticas. Cada reação poderá proporcionar uma visão mais clara do tipo de personalidade que se está observando.

À medida que se ganha experiência ao trabalhar com os Remédios, desenvolve-se também uma base para uma compreensão mais profunda. Além de reconhecer a natureza específica de cada remédio, podemos antecipar as circunstâncias que poderão indicar um estado particular e ajudar com uma terapia de apoio. Já mencionamos o uso de *Gentian* para superar um retrocesso temporário durante uma doença. Da mesma forma, *Centaury* é bastante útil para pessoas idosas que desistiram de enfrentar as dificuldades. *Honeysuckle* também é bom para idosos, especialmente em ocasiões de luto; este remédio ajuda quando achamos que é difícil continuar a viver depois que um ente querido se foi. É muito útil sempre que há um rompimento.

*Red Chestnut* é indicado para mães extremamente ansiosas, e também ajuda os que trabalham em hospitais ou em situações cujo envolvimento pode trazer muita preocupação para os outros. *White Chestnut* também pode ser combinado com *Red Chestnut* quando não conseguimos deter uma onda de pensamentos negativos. *Mimulus* deveria ser tomado quando sabemos que iremos nos submeter a um teste ou iniciar alguma coisa que cause ansiedade; também é bom para idosos que sintam medo da morte. *Rock Rose* é bom para os que têm de enfrentar algum tipo de batalha; ele proporciona coragem e força, capacitando-nos a esquecer de nós mesmos. Tome-o antes de ir ao dentista — caso necessite de coragem.

*Cherry Plum, Gorse* e *Sweet Chestnut* são remédios que se destinam a extremos de depressão e desalento. Podemos sentir essa depressão em qualquer idade, mas é bom lembrar que um estado de *Cherry Plum* às vezes afeta pessoas jovens — a grande melancolia da depressão da adolescência, por exemplo. *Cherry Plum* também é indicado quando se trata de distúrbios causados pela reação a drogas. Talvez seja apropriado combiná-lo com *Clematis*, quando o paciente não tem os pés no chão. *Clematis* deveria ser dado para qualquer tipo de desfalecimento, estado de coma, perda da consciência e as sensações que vêm antes e depois do desmaio.

Em geral não é fácil lidar com a depressão de modo lógico, pois sua natureza costuma ser irracional; nesse caso os Remédios de Bach são bastante úteis. *Mustard* ou *Gentian* são os indicados usualmente. *Gentian* é indicado quando sabemos a causa da depressão e *Mustard* quando a causa é desconhecida.

É importante saber como se deve apoiar uma pessoa de modo a encorajá-la em suas forças e diminuir suas fraquezas. Lembrem-se que cada remédio tem uma expressão positiva e uma expressão negativa; é através do desenvolvimento da expressão positiva que a pessoa realiza sua verdadeira natureza. Deveríamos trabalhar sempre com compreensão e simpatia, usando a força do amor que vem do coração, e não apenas com a cabeça. Desse modo, perceberemos a maneira adequada a agir e de apoiar as pessoas sempre que necessário. Com alguém do tipo *Agrimony*, por exemplo, não seria acertado sondar muito profundamente; a bondade e a compreensão irão persuadir muito mais esse tipo de temperamento. Quando se lida com um estado *Aspen*, é bom dirigir a atenção para atividades que lidam com a criação de bases, 'pôr os pés no chão', onde um contato físico é feito em atividades tais como jardinagem, fazer pão, modelagem, etc. Essas idéias podem ser introduzidas sem forçar, com uma sugestão suave. Para uma condição *Olive*, o sono é um grande instrumento de cura. Quando se prescreve *Sweet Chestnut*, ar fresco, luz solar e contato com a natureza são indicados. A lista de sugestões poderia continuar, mas já temos o suficiente para mostrar a relação que existe entre os diferentes remédios e as maneiras de trabalhar que cada um possa exigir.

Às vezes, torna-se difícil chegar a um diagnóstico claro; ou precisamos de todos os remédios ou nenhum deles parece estar sendo claramente indicado. Por outro lado, pode acontecer que um tratamento chegue a um impasse, além do qual parece não haver melhoras. Nessas circunstâncias, há três remédios que agem como catalisadores, trabalhando para mudar o modo de operação e levando o estado de saúde do paciente a ser claramente reconhecido. Esses catalisadores são: *Holly, Wild Oat* e *Star of Bethlehem*. *Holly* é melhor para o tipo ativo; *Wild Oat*, para o tipo passivo; *Star of Bethlehem* pode ser usado para contrabalançar um choque em qualquer nível, mesmo que tenham se passado anos e o fato que causou o choque não seja lembrado conscientemente. Esse choque pode ser a tora de madeira que está congestionando o fluxo de todo o rio.

Fazer um diagnóstico para plantas e animais é o mesmo que diagnosticar para pessoas. Buscamos o tipo do estado psicológico primário — isto quer dizer, como a planta ou o animal se sentem. Um cão poderá ser do tipo *Heather*, sempre criando confusão e demonstrando seus problemas; poderá ser um cão do tipo *Chicory*, sempre querendo ficar em cima de você e exigindo a sua atenção. Gatos geralmente são do tipo *Water Violet* ou, quando do tipo nervoso, podem precisar de *Mimulus*. O mesmo acontece com as plantas: algumas podem precisar de *Scleranthus*: simplesmente não conseguem decidir-se quanto ao seu crescimento. *Hornbeam* é bom para plantas fracas ou encurvadas. Quando infestadas por pulgões ou fungos, precisam de *Crab Apple*, para acabar com a infecção, e de *Agrimony* para a tortura que não pode ser expressa. Como todas as criaturas vivas, as plantas também sofrem pelo medo, pelo choque, sofrem desânimo e desalento.


### Como Combinar os Remédios

Uma combinação específica de remédios tem sido útil para sementes e plantas em fase de germinação.[2] Esta combinação é conhecida pelas iniciais HOV: *Hornbeam, Olive* e

*Vine. Vine* é para romper a casca dura da semente, *Hornbeam* dá força e encoraja o esforço para o desenvolvimento e *Olive* faz superar a exaustão causada pela rápida expansão da germinação e do crescimento. Ponha uma ou duas gotas de cada remédio no regador quando regá-las.

A combinação de remédios também é útil em outras circunstâncias. Um grupo de cinco remédios poderá ser indicado para pessoas que estejam prestando exames: consiste em *Gentian, Elm, Clematis, Larch* e *White Chestnut. Gentian* é para a dúvida e o desencorajamento; *Elm*, para uma perda momentânea de confiança; *Clematis*, para o estado de devaneio que freqüentemente ocorre; *Larch*, para o sentimento de inadequação e incapacidade em se sair bem; *White Chestnut* ajuda na concentração. Esse remédio atua proporcionando uma vontade positiva de se sair bem e, portanto, é improvável que o paciente sinta a costumeira ansiedade e medo que o ato de prestar exames pode provocar.

A mais importante combinação de remédios foi chamada pelo dr. Bach de *Rescue Remedy* (Remédio de Emergência). Este remédio consiste em *Cherry Plum*, para a perda do controle; *Clematis*, para perda da consciência; *Impatiens*, para o estresse; *Rock Rose*, para o pavor; e *Star of Bethlehem*, para o choque. O *Rescue Remedy* é útil para qualquer situação de maior ou menor gravidade, e você deve tê-lo sempre preparado e à mão para alguma emergência. Se for tomado imediatamente depois de um acidente, quando recebemos más notícias, quando estamos angustiados, até mesmo quando temos uma dor de cabeça, poderá ser muito benéfico.[4] Existe também em forma de pomada, e poderá ser aplicado em contusões ou em qualquer tipo de inflamação cutânea. O *Rescue Remedy* é tão importante que vale a pena citar alguns casos de como ele atuou.

O dr. Bach usou essa combinação pela primeira vez quando foi ajudar dois homens que estavam feridos depois de um naufrágio perto do litoral de Cromer, durante uma tempestade. Muitas horas se passaram até que pudessem ser resgatados, e os dois homens sobreviveram amarrando-se ao mastro do barco abatido pelos fortes ventos. Um dos homens já estava inconsciente quando chegou à terra, azul de frio e cansaço. O dr. Bach correu até o mar e umedeceu-lhe os lábios com o *Rescue Remedy*. Rapidamente ele recobrou a consciência e, alguns minutos depois, sentou-se e pediu para fumar um cigarro. Em outra ocasião, uma cozinheira virou uma frigideira com óleo fervente e queimou a mão. Ela estava correndo pela cozinha, apavorada, quando lhe foi dado o *Rescue Remedy* (em gotas e pomada); ela se acalmou imediatamente e, três horas depois, não sentia mais dor, nem se viam bolhas ou marcas em sua mão. Um médico narra sua experiência com o uso do *Rescue Remedy* para um homem de meia-idade que tinha a pressão sangüínea muito baixa depois de um ataque cardíaco; ele estava tomando soro intravenoso e num estado muito perigoso. O *Rescue Remedy* foi acrescentado ao soro e o paciente melhorou no dia seguinte, nunca mais voltando à sua condição anterior.

### Diagnóstico Usando as Técnicas da Radiestesia

Algumas pessoas têm a habilidade de determinar o remédio apropriado para o paciente através de várias técnicas de adivinhação. Nos casos em que esse processo é usado com o devido cuidado, essa maneira de prescrever é extremamente eficiente. É preciso lembrar, entretanto, que a experiência e treino do praticante é muito importante: é vital a precisão ao diagnosticar e, a menos que a precisão seja segura e certa, e possa ser validada pelos resultados do tratamento, esta forma de diagnóstico acaba criando uma complicação desnecessária. E assim ficamos diante da questão de por que preferir trabalhar no escuro quando é tão fácil ver.

Contudo, tendo feito essas observações quanto à questão da qualidade do nosso diagnóstico, talvez seja útil saber quais técnicas de adivinhação são usadas para diagnosticar e quando elas podem ser particularmente úteis. A sensibilidade do praticante varia. Algumas pessoas são capazes de manter a imagem do paciente em mente, correr o dedo pela lista de remédios ou vidros das essências para detectar que remédios estão sendo necessários. O processo às vezes fica registrado na consciência como um conhecimento direto, uma sensação de formigamento, um choque elétrico agudo no dedo, até mesmo um soluço repentino. Outras pessoas usam o pêndulo e, com um sinal convencionado para 'sim' e para 'não', conseguem detectar os remédios corretos. Às vezes, uma 'testemunha' se faz necessária: uma fotografia do paciente, uma mecha de cabelo ou algo semelhante. Se o paciente está presente, é possível, segurando-lhe a mão e tocando um remédio de cada vez, obter uma resposta sobre o remédio necessário.

Diante desses fatos, esses métodos poderiam ser rápidos e eficientes. Se temos mesmo habilidade de usar o pêndulo com precisão, podemos detectar um traço que pode ser difícil de diagnosticar de uma maneira mais normal. Se estamos diante de um impasse e não conseguimos encontrar o remédio, podemos tentar fazê-lo com a ajuda de um pêndulo. Porém, é evidente que um conhecimento completo dos remédios é muito útil no final das contas, pois torna possível empregar todas as habilidades do conhecimento humano para ajudar o paciente, o que é diferente da simples prescrição de um remédio, confiando que este vai fazer tudo. Na maioria dos casos, é importante explicar para o paciente por que um remédio está sendo receitado, de modo que ele possa compreender qual é o seu problema e possa trabalhar para superá-lo. Se conhecemos suficientemente os remédios, nem sempre será necessário recorrer ao pêndulo.

Alguns praticantes de técnicas de radiestesia empregam o princípio dos Remédios de Bach no tratamento ao transmitirem a 'freqüência' de uma determinada essência para o paciente. Isso não implica o líquido físico do remédio, mas o paciente recebe os mesmos benefícios como se o tivesse tomado, pois a vibração de cura é recebida diretamente pelo corpo sutil. Quando essas técnicas são usadas, os frascos da essência matriz ou o nome do remédio são colocados numa relação especial com a testemunha, talvez através de um padrão de cura particular. Alguns curadores podem projetar a qualidade de um remédio sem fazer uso de nenhum instrumento ou equipamento externo e, embora esse procedimento possa nos desviar um pouco do escopo da prática ordinária, é bom notar uma coisa: se numa emergência temos os remédios conosco, então está bem que os usemos; mas se de repente nos virmos diante de uma situação em que as essências são necessárias, mas não dispomos delas naquele instante, podemos apelar pela sua ajuda, concentrando-nos intensamente em suas propriedades específicas de cura. Se pudermos entender a natureza sutil com que os remédios atuam, então não será estranho para nós trabalhar dessa maneira. Assim como existe um poder de cura na essência das flores, há também um poder de cura no pensamento.

# COMO DIAGNOSTICAR

Deixando de lado os procedimentos um tanto imponderáveis da adivinhação, olhemos agora para o modo através do qual poderemos aprender efetivamente a diagnosticar compreendendo o que os remédios realmente são. Quando nos deparamos pela primeira vez com os 38 remédios, pode parecer que há muita coisa para ser aprendida. Basta, porém, um estudo cuidadoso e uma observação precisa para esclarecer o assunto. Os remédios representam o que pode ser descrito como os estados de ânimo arquetípicos da humanidade. Portanto, se observarmos bem, poderemos rapidamente reconhecer pessoas e situações que personificam um ou mais remédios. Esta é uma prática muito útil para quem quer aprender.

Consideremos os personagens de contos de fada. Muitos deles representam um tipo que equivale a um determinado remédio. Cinderela, por exemplo, era do tipo *Centaury*: ela ficava em casa, dominada pelo resto da família, com pouca força de vontade para enfrentá-los. Apesar de todo o seu sofrimento, ela jamais guardava rancor — não precisava de *Willow*. Suas irmãs e madrasta necessitavam de uma dose de *Vine* e de *Holly*, pois eram prepotentes e cruéis. *Holly* tê-las-ia ajudado a superar a vergonha por que passavam quando Cinderela se casou com o charmoso Príncipe. A Bela Adormecida, é claro, estava necessitando seriamente de *Clematis*; e, no caso de Rip van Winkle,* *Star of Bethlehem* deveria ser o remédio diagnosticado. João e o Pé de Feijão seria um caso de *Wild Oak*, até que seu pé de feijão lhe proporcionasse uma escada para o sucesso.

Buscando tipos menos românticos, poderíamos praticar o diagnóstico prescrevendo remédios para os personagens de sua novela favorita de televisão. No caso da novela da TV inglesa *Coronation Street*, temos a família Archer; há o velho cavalheiro cego, porém tão independente que não quer a ajuda nem a interferência de ninguém — ele é um tipo *Water Violet*. E Laura Archer, com toda a sua atividade política, é certamente um tipo *Vervain*. Até mesmo o desenho animado *Peanuts* com seus personagens oferecem uma oportunidade de aprender sobre os remédios. Todo filme ou peça cuja caracterização tenha como base a realidade pode oferecer um rico material para estudo. O homem cujo filho jovem morreu, sem que o pai jamais expressasse nenhuma tristeza, simplesmente passou a beber — precisava de *Agrimony*. A mulher que é dona da loja da esquina e que não deixa você ir embora enquanto não lhe contar a história da sua vida — é um tipo *Heather*. E o que poderíamos dizer do Eeyore de *Winnie the Pooh* [O ursinho Puff]? Ele é um clássico *Gentian*. Lembra-se do seu comentário: "Bom dia, caso seja um bom dia, o que eu duvido"?

Shakespeare ou Dickens poderiam manter-nos ocupados por semanas inteiras fazendo prescrições teóricas. Em

---

\* Personagem-símbolo da pessoa desatualizada, retratada num conto de Washington Irving (N.T.).

*Hamlet*, uma série de remédios seriam necessários. O tipo de remédio para o próprio Hamlet é *Scleranthus*, para a sua indecisão (*"Ser ou não ser, eis a questão..."*). Em seguida, precisaria de *Mustard*, para sua profunda melancolia, e de *Cherry Plum*, para seus pensamentos suicidas e sua loucura incipiente. *Aspen* e *Walnut* tê-lo-iam ajudado quando diante do fantasma de seu falecido pai. Outros personagens heróicos poderiam ser analisados de modo semelhante.

Trabalhar dessa maneira pode ser divertido. Uma abordagem mais prática favorece a observação e análise de nossos estados psicológicos. Reflita um pouco sobre a sua vida e será fácil perceber quando um padrão psicológico em particular estava em evidência. Como você era quando criança? Era nervoso e impaciente? Faltava-lhe confiança? Estava sempre tentando ser alegre, mas escondia suas preocupações? Era superativo, ou ausente e sonhador? Em cada caso havia um tipo reconhecível de remédio que poderia ser indicado. Lembre-se desses períodos de crise e note sua repercussão psicológica e física. Talvez um dia você tenha sido obrigado a se afastar do ambiente familiar, tenha sido obrigado a mudar de casa: talvez um de seus pais tenha falecido, ou você tenha se ferido em algum acidente. Cada situação contaria a sua história em termos dos remédios que seriam os mais apropriados. Possivelmente, seremos capazes de reconhecer o padrão causal entre o estado psicológico e a doença subseqüente. Talvez um caso de amor tenha dado errado; ficamos amarguradamente desapontados e logo em seguida 'pegamos' uma infecção febril. Talvez o paciente tenha quebrado uma perna jogando futebol e, depois disso, não teve mais confiança para jogar outra vez, e foi então que começou a ter asma. Pode ser que agora seja bom que lidemos com esse trauma ainda latente causado por essa situação tomando *Star of Bethlehem*. Um caso que não é incomum é o de um homem de 30 anos que ainda sofria com o trauma de ter quase se afogado quando tinha três anos.

Podemos nos lembrar de outros incidentes de períodos posteriores da vida. Houve algum momento em que você esteve extremamente ocupado e quase teve um colapso por excesso de trabalho? Ou, pelo contrário, houve um período em que nada parecia dar certo e você se sentiu desencorajado e deprimido, chegando ao ponto de se deixar dominar pelo desespero? Em seguida poderíamos lembrar que houve um período de desespero e angústia quando tudo parecia ter perdido o sentido — houve um caso em que um período de tamanha tristeza levou um homem a perder todo o cabelo; uma condição assim pode ser evitada e invertida. Podemos ver também que houve momentos de grande felicidade, quando estivemos absorvidos num trabalho produtivo e gratificante, a vida era maravilhosa e alegre — acaso estávamos doentes nessa época? Com certeza, não.

Tendo repassado assim a nossa vida e tendo visto quais remédios se aplicariam ou ainda se aplicarão em cada caso, teremos aprendido bastante. Então, poderíamos voltar nossa atenção para a nossa família e para os nossos amigos. Não há dúvida de que o leitor já conseguiu descobrir o remédio para alguma pessoa do seu conhecimento. Uma vez que possamos reconhecer a qualidade de uma das essências, veremos isso ocorrer com mais freqüência. É como aprender uma palavra nova que de repente passa a fazer parte do nosso vocabulário, embora não o notássemos anteriormente. Ao reconhecer uma forte caracterização de um tipo, logo teremos uma espécie de modelo padrão para checar na nossa lista. Essa caracterização não terá as sutilezas da coisa real mas servirá como ponto de referência. Se dessa maneira pudermos reconhecer um tipo psicológico que corresponde a um remédio, então será relativamente simples ver quais são os estados transitórios que se enquadram no mesmo. Assim, um tipo *Vervain* que sofre de uma condição *Gentian* é bem diferente de uma condição *Gentian* sendo vivida por um tipo *Water Violet*. O tipo *Vervain* poderá sofrer de depressão energeticamente, com uma expressão ativa e extrovertida, enquanto o *Water Violet* simplesmente se retrairá para ficar ainda mais sozinho (você o verá menos que o usual).

Portanto, aprender a diagnosticar requer realmente um estudo da natureza humana. E é incrível que uma pessoa experiente e madura, sem estar familiarizada com os remédios, possa fazer um diagnóstico imediato e preciso usando um livro como referência. Para essa pessoa, o que está descrito no livro é a expressão daquilo que ela já sabe que é assim. Aqueles dentre nós que ainda têm muito que aprender descobrirão que trabalhar com os remédios traz uma profunda e amorosa compreensão da humanidade, compreensão que pode ser colocada a serviço dos outros. À medida que nos é dado o conhecimento, passa a ser nosso dever dedicar-nos ao serviço do próximo.

## COMO PREPARAR O MEDICAMENTO

Tendo selecionado os remédios necessários, podemos então preparar o medicamento. Usa-se para isso um frasco limpo e pequeno, de preferência com um conta-gotas (20 ou 30 ml é o melhor tamanho). Encha-o com três quartos de água fresca — aconselha-se usar água de fonte natural, embora isso não seja imperativo, e completa-se o frasco com uma colher de chá de *brandy*/conhaque. O *brandy*/conhaque age como conservante e mantém a transparência do líquido. É interessante notar que o dr. Bach escolheu o uso do *brandy* por estar relacionado com dois remédios: o fruto da videira (*Vine*) que é amadurecido em barris de carvalho (*Oak*). Tomamos então os (frascos-matriz) frascos de remédios que queremos preparar e colocamos duas gotas de cada um no frasco do medicamento que está sendo preparado para o paciente. É muito importante manter tudo muito limpo e evitar tocar o vidro do conta-gotas. Com cuidado, agite o frasco com o medicamento para misturar bem os ingredientes e então, exceto por um detalhe, o remédio está pronto para ser tomado.

O dr. Bach teve o privilégio de descobrir esses remédios e, como vimos, fazia parte de sua atitude de vida reconhecer que o homem tinha de se conscientizar de sua origem divina, percebendo que a maior parte do ser humano vive além do corpo físico que habita. Somos criaturas de Deus e deveríamos nos esforçar por viver, amar e aprender neste mundo como crianças cujo pai é a Unidade. Toda cura procede da Graça de Deus e deveríamos pedir que o Espírito de Amor e de Força atue dentro do remédio para curar os que precisam de ajuda, de modo que, se for a vontade de Deus, possamos viver de modo mais perfeito e pleno segundo o Seu Propósito.

Portanto, digamos uma oração para o remédio antes que saia de nossas mãos. Depois disso, como o próprio dr. Bach escreveu...

> Não há nada mais a dizer, pois a mente compreensiva saberá de tudo isso; e que possa haver mentes suficientemente compreensivas, não obstruídas pela voga da ciência, para usar esses dons de Deus para alívio e bênção de todas as pessoas de seu convívio.[3]

## BIBLIOGRAFIA

Edward Bach: *The Twelve Healers & Other Remedies.*[3]
___ *Heal Thyself – An Explanation of The Real Cause & Cure of Disease.*
[*Os Remédios Florais do Dr. Bach*, incluindo *Cura-te a Ti Mesmo – Uma Explicação sobre a Causa Real e a Cura das Doenças* e *Os Doze Remédios*, Editora Pensamento, 1990.]
Nora Weeks: *The Medical Discoveries of Edward Bach Physician.*[1]
Philip M. Chancellor: *Handbook of The Bach Flower Remedies.*
F. J. Wheeler: *The Bach Remedies Repertory.* [*Repertório dos Remédios Florais do Dr. Bach*, Editora Pensamento, 1990.]
T. W. Hyne Jones: *Dictionary of The Bach Flower Remedies.*[2] [*Dicionário dos Remédios Florais do Dr. Bach*, Editora Pensamento, 1990.]

Todos esses livros foram publicados pela The C. W. Daniel Company Ltd.
    1 Church Path
    Saffron Walden
    Essex CN10 1 JP
    England

Gregory Vlamis: *Flowers to the Rescue.*[4] Thorsons Publishing Group.

Edward Bach: *Collected Writings.* F.R.P.
Julian Barnard: *Patterns of Life Force.* F.R.P.
        *– Healing Herbs of Edward Bach.* F.R.P.

Essas obras poderão ser adquiridas em:
F.R.P.
P.O. Box 65
Hereford HR2 OUW
England

Os que desejarem obter maiores informações devem escrever para:
Healing Herbs
P.O. Box 65
Hereford HR2 OUW
England

# Endereços úteis

Maiores informações sobre a Medicina Floral e os frascos dos 38 remédios podem ser obtidos em:

The Headquarters, The Dr. Bach Centre,
Mount Vernon, Sotwell, Wallingford,
Oxon, 0X10 0PZ UK - England

*Leia também:*

# Os Remédios Florais do Dr. Bach

## DR. EDWARD BACH

Problemas de saúde freqüentemente têm suas origens na mente; sentimentos que foram persistentemente reprimidos irão emergir, primeiro, como conflitos mentais e, depois, como doença física.

O Dr. Edward Bach, um médico inglês, depois de atuar como bacteriologista num hospital de Londres e de obter êxito profissional com suas vacinas orais, resolveu morar numa floresta de Gales, na Grã-Bretanha. Desanimado com a medicina ortodoxa, lá descobriu que tinha uma sensibilidade tal que lhe permitia sentir as energias transmitidas pelas flores apenas tocando-as ou colocando na boca as gotas que o orvalho deixava sobre elas. Ao mesmo tempo constatou que, enquanto algumas flores eram capazes de provocar sentimentos negativos, outras tinham a propriedade de anulá-los. Entre 1930 e 1934, o Dr. Bach identificou 38 flores silvestres entre essas últimas e escreveu os fundamentos da sua nova medicina.

De volta à civilização, verificou na prática a eficácia dos medicamentos florais e compreendeu a grande ajuda que poderiam dar à humanidade doente. O Dr. Bach dizia que "o medicamento deve atuar sobre as causas e não sobre os efeitos, corrigindo o desequilíbrio emocional no campo energético". Estes remédios atuam sobre a desarmonia profunda do paciente e, assim fazendo, formam a base para a recuperação dos sintomas físicos.

A terapia das flores age no plano mais sutil da pessoa; seu efeito, reconhecido em 1976 pela Organização Mundial da Saúde, se constitui de grande ajuda à humanidade nestes momentos de transição, auxiliando a harmonização dos corpos (etérico, emocional e mental) e facilitando o livre fluxo das energias superiores através da personalidade.

Neste livro fascinante, o Dr. Bach nos traz explicações sobre sua terapia floral e sobre sua aplicação em cada circunstância, assim como sobre a natureza das enfermidades e a forma de dominá-las, permitindo que o organismo humano descubra o seu caminho até a verdadeira saúde interior.

EDITORA PENSAMENTO

# Dicionário dos Remédios Florais do Dr. Bach

### T. W. HYNE JONES

O Dr. Edward Bach, um médico inglês, depois de atuar como bacteriologista num hospital de Londres e de obter êxito profissional com suas vacinas orais, resolveu morar numa floresta de Gales, na Grã-Bretanha. Desiludido com a medicina ortodoxa, descobriu então que sua sensibilidade lhe permitia sentir as energias transmitidas pelas flores através de um simples toque, constatando ao mesmo tempo que, enquanto algumas flores eram capazes de provocar sentimentos negativos, outras tinham a propriedade de anulá-los. Tendo em vista a aplicação prática dessas propriedades, o Dr. Bach criou, a partir de essências naturais, os medicamentos que hoje levam o seu nome.

Este pequeno dicionário foi organizado para facilitar o trabalho dos terapeutas e usuários adeptos dos remédios florais na determinação exata do diagnóstico e no acerto da prescrição mais apropriada.

EDITORA PENSAMENTO

# Repertório dos Remédios Florais do Dr. Bach

## F. J. WHEELER

O Dr. Bach, um médico inglês, depois de atuar como bacteriologista num hospital de Londres e de obter êxito profissional com suas vacinas orais, resolveu morar numa floresta de Gales, na Grã-Bretanha. Desiludido com a medicina ortodoxa, descobriu então que sua sensibilidade lhe permitia sentir as energias transmitidas pelas flores através de um simples toque, constatando ao mesmo tempo que, enquanto algumas flores eram capazes de provocar sentimentos negativos, outras tinham a propriedade de anulá-los. Tendo em vista a aplicação prática dessas propriedades, o Dr. Bach criou, a partir de essências naturais, os medicamentos que hoje levam o seu nome.

Este repertório, organizado como uma contribuição para o aprendizado da verdadeira arte de curar, será de grande utilidade para os que desejam desenvolver sua habilidade na escolha e prescrição dos remédios florais. Em ordem alfabética, estão relacionados aqui os diversos estados de ânimo e suas variantes, tendo ao lado a essência ou essências indicadas para cada caso.

EDITORA PENSAMENTO

# Os Estados Afetivos e os Remédios Florais do Dr. Bach

## DR. EDUARDO LAMBERT

Para o homem, que é um ser natural, esta é uma proposta de terapia naturalista fundamentada nas propriedades curativas das flores, com a finalidade de proporcionar equilíbrio, harmonia e saúde.

Neste livro, são apresentados de forma simples e objetiva, em ordem alfabética, os estados afetivos ou emocionais e seus respectivos Remédios Florais.

Na realidade, trata-se de um repertório, ou seja, um guia ou manual de fácil leitura e rápido entendimento, com orientações que auxiliam na escolha dos Remédios Florais, permitindo um diagnóstico mais preciso das emoções e uma prescrição mais adequada, possibilitando um maior sucesso da terapia floral.

A saúde – como todos sabemos – é primordial à vida e a arte de curar é um sublime ato de amor.

EDITORA PENSAMENTO